# UTÉROTHERME.

## NOUVEAU PROCÉDÉ

#### POUR LE TRAITEMENT

## DES AFFECTIONS DE LA MATRICE.

### Par C.-S. CLIET,

Docteur médecin de la Faculté de Paris, ancien doyen des internes
de l'Hôtel-Dieu de Lyon, etc., etc.

PRIX : 1 FR. AVEC UN DESSIN.

## PARIS,

GERMER-BAILLIÈRE, LIBRAIRE-ÉDITEUR,

RUE DE L'ÉCOLE-DE-MÉDECINE, 17.

| **LONDRES,** | **LYON,** |
| H. Baillière, 219, Regent street. | Savy, 48, quai des Célestins. |
| **LEIPZIG,** | **FLORENCE,** |
| Brockhaus et Avenarius, Michelsen. | Ricordi et Ce, libraires. |

MONTPELLIER, Castel, Sevalle.

1845.

# UTÉROTHERMÉ.

---

# NOUVEAU PROCÉDÉ

#### POUR LE TRAITEMENT

## DES AFFECTIONS DE LA MATRICE.

Typographie et Lithographie de Félix MALTESTE, et Cᵉ,
rue des Deux-Portes-Saint-Sauveur, 18.

# UTÉROTHERME.

## NOUVEAU PROCÉDÉ

### POUR LE TRAITEMENT

# DES AFFECTIONS DE LA MATRICE.

PAR **C.-S. CLIET,**

Docteur Médecin de la Faculté de Paris, ancien doyen des internes
de l'Hôtel-Dieu de Lyon, etc., etc.

**PRIX : 1 FR. AVEC UN DESSIN.**

## PARIS,

GERMER-BAILLIÈRE, LIBRAIRE-ÉDITEUR,

RUE DE L'ÉCOLE-DE-MÉDECINE, 17.

| **LONDRES,** | **LYON,** |
|---|---|
| H. Baillière, 219, Regent street. | Savy, 48, quai des Célestins. |
| **LEIPZIG,** | **FLORENCE,** |
| Brockhaus et Avenarius, Michelsen. | Ricordi et Cᵉ, libraires. |

MONTPELLIER, Castel, Sevalle.

1845.

Gens de bien, ou estes vous ? ie ne vous peuz
veoir ; attendez que ie chausse mes lunettes.

RABELAIS.

Vers le commencement de l'année 1837, j'avais adressé à l'Académie royale de médecine, par la bienveillante entremise de M. Orfila, une notice contenant la description d'un appareil pour l'application *continue* et *locale* des agens thérapeutiques sur le col de la matrice. A cette époque étant venu habiter Paris pour faire exécuter les modèles de cet appareil, je retirai mon travail des mains de M. Villeneuve qui avait été nommé rapporteur.

Après de nombreux essais de fabrication, muni enfin d'un instrument assez bien confectionné pour remplir le but auquel je le destinais, et désireux d'en faire des épreuves *publiques*, je me présentai à cet effet chez plusieurs notabilités médicales (1). Je n'éprouvai partout que des refus, refus plus ou moins *heureusement* motivés : l'un m'affirmait que les cas de maladie de matrice étaient excessivement rares dans sa pratique d'hôpital ; un autre ne *pouvait* parvenir à concevoir le mécanisme de mon appareil, et notez qu'une femme le comprend à première vue ! un troisième était bien décidé à ne jamais employer dans le traitement *local* des affections du col de l'utérus que le fer ou la cautérisation ; un quatrième tenait exclusivement à *son* traitement sec, les poudres d'alun, d'amidon, de charbon, etc., etc., avec irrigations à grande eau !! etc., etc.

Je fus enfin plus heureux auprès d'un médecin aussi justement renommé par ses périlleux travaux que par son immense érudition, auprès de M. Bally, avec lequel je fus mis en rapport par mon honorable compatriote le docteur Prunelle.

M. Bally, qui faisait à cette époque le service d'une salle de femmes à l'hospice de la Charité de Paris, voulut bien m'autoriser à faire l'essai de mon procédé sous sa direction.

Pendant trois mois consécutifs, plusieurs applications de mon appareil eurent, en effet, lieu à l'hospice de la Charité et je pus constater (c'était alors mon seul but) que sa présence dans le vagin, *quelle que fût la durée de son séjour, ne donnait lieu à aucune douleur.* (Voir le journal *des Connaissances méd. pratiq.* 2ᵉ nᵒ novembre 1838.)

(1) Notabilités *financières,* dit M. Cayol, battant monnaie sur le pavé de Paris, etc.

A peu près à la même époque où je faisais ces essais pratiques, j'avais présenté à l'Académie royale de médecine un nouveau mémoire et deux ou trois modèles de mon appareil.

M. Lebreton fut nommé rapporteur. Une année environ après, dans sa séance du 15 janvier 1839, l'Académie, après avoir entendu la lecture du rapport de M. Lebreton (1), décidait séance tenante et aux termes de son réglement, « qu'il n'y avait pas lieu à délibérer » sur ledit rapport, attendu la publicité donnée par l'au- » teur à sa découverte. »

Je viens de dire qu'une année s'était écoulée entre la présentation de mon travail à l'Académie et la lecture du rapport dont il avait été l'objet : pendant cette période de temps, les conseils de M. Bally et l'expérience que j'avais acquise m'avaient fait apporter de nombreuses et importantes modifications (2) à mon appareil. La décision de l'Académie ne fut donc de ma part le sujet d'aucune réclamation. Je me bornai à dire avec le poète : *Non, hodie si exclusus fuero, desistam ; tempora quæram.....*

---

(1) Ce rapport était ainsi terminé : « L'on conçoit quelles ressources » peut offrir cet appareil pour tenir continuellement en contact des liquides » calmans ou *de toute autre nature.*

» Nous-mêmes avons voulu appliquer cet appareil avant de vous en rendre » compte, et nous déclarons que plusieurs fois nous avons obtenu du sou- » lagement qui avait été refusé à tout autre moyen.

» En conséquence, nous avons l'honneur de vous proposer d'adresser » des remercîmens à son auteur pour la communication de son ingénieux » procédé. »

(2) Par suite de ces modifications, l'appareil déposé, en 1838, dans les archives de l'Académie de médecine, sous le nom assez impropre d'utéro-vaginal, n'est plus aujourd'hui qu'un modèle défectueux.

De nouvelles études m'étaient imposées : après avoir constaté la complète innocuité du moyen mécanique que je proposais pour appliquer les agens thérapeutiques sur la surface libre du col de l'utérus, il me restait naturellement à rechercher quelle serait l'action de ces agens mis en contact *continu* avec le col de cet organe.

Ces recherches, auxquelles je me livrai sans interruption pendant les années 1840, 1841 et 1842, ne furent pas à la vérité aussi complètes que je l'aurais désiré. Néanmoins comme j'étais parvenu à recueillir quelques faits intéressans sur l'action thérapeutique des substances médicamenteuses les plus usuellement employées dans le traitement *local* des affections de la matrice, je me décidai à appeler derechef sur mon procédé l'attention d'un corps savant.

Je présentai donc le 1ᵉʳ juin 1843 mon appareil *modifié* et accompagné d'un mémoire à l'Académie des sciences, section de l'Institut.

C'était là que m'attendait la plus étonnante déception !

Prévenu par une lettre en date du 22 juin, que mon travail reçu dans la séance du 12 du même mois serait examiné par une commission composée de MM. *** et Breschet, je me hâtai d'aller me mettre à la disposition de ces messieurs.

J'allai naturellement d'abord chez M. *** qui connaît mon frère, ancien chirurgien en chef de l'hospice de la Charité de Lyon.

Dès les premiers mots échangés sur l'objet de ma visite, M. *** me déclara *qu'il ne signerait jamais un rapport de M. Breschet et qu'il avait la certitude que*

*M. Breschet ne signerait pas davantage un Rapport de M. ***.*

(Au moment où il me faisait cette déclaration, M. *** ignorait complètement encore le sujet du rapport qui lui était demandé ; ce ne fut, en effet, que quelques instans après qu'il en prit connaissance en *décachetant devant moi* un paquet à son adresse, contenant mon appareil et mon mémoire.)

Plus chagrin que surpris d'un pareil refus (certaines faiblesses des savans affligent, mais n'étonnent pas), je demandai à M. *** s'il ne lui paraîtrait pas convenable en cette circonstance de se faire remplacer pour ce rapport, par un autre membre de l'Académie : M. *** persista simplement dans sa première déclaration.

Bien persuadé dès lors de l'inutilité de toute autre démarche, je dus m'abstenir d'aller voir l'honorable M. Breschet et j'écrivis immédiatement à M. le secrétaire perpétuel de l'Institut pour le prier de faire annuler la décision par laquelle MM. *** et Breschet avaient été nommés rapporteurs de mon travail : « Attendu l'im-» possibilité dans laquelle je me trouvais d'obtenir un » rapport de ces messieurs, par suite de la mésintel-» ligence existant entr'eux. » Par cette même lettre, qui contenait aussi l'expression de mes vifs regrets de ne pas voir ma découverte soumise à un examen honorable, je faisais hommage de mon appareil à l'Académie des sciences, si elle daignait l'agréer.

Pour toute réponse, l'un des comptes-rendus des séances de l'Académie des sciences contenait à peu près ces mots : « Le docteur Cliet demande qu'il ne soit pas

» fait de rapport sur le travail qu'il avait présenté. »

J'écrivis derechef. Silence absolu ! Justement irrité de pareils procédés, je pris alors le parti de déposer entre les mains de M. le Président de la Chambre des députés, sous la date du 6 février 1844, une pétition par laquelle je demandais : « que le ministre dans le » département duquel est placé l'Institut fût invité à » vouloir bien s'assurer si toutes les dispositions orga- » niques du décret du 3 brumaire an 4 étaient fidèlement » exécutées par chacun des membres de la section de » médecine et de chirurgie de l'Académie des sciences. »

Quelques jours après, M. Arago, instruit par l'hono- rable M. Sapey de l'existence de ma pétition, m'engagea à la retirer. L'illustre professeur voulut bien au surplus me donner en même temps l'assurance qu'il s'occuperait de faire nommer une autre commission pour l'examen de mon travail.

Comme je ne demandais que *justice* et que le parti que j'avais pris de m'adresser à la Chambre des députés ne m'avait nullement été dicté par le vain désir d'oc- cuper le public de mes démêlés avec l'Institut, je déclarai à M. Arago qu'en échange de la promesse qu'il venait d'avoir la bonté de me faire, je retirerais ma pétition.

C'est ce que je fis dès le lendemain matin et avec tant d'empressement que je trouvai encore au lit l'hono- rable Président de la Chambre (1).

M. Sauzet, qui daigne m'honorer d'un affectueux intérêt, me fit remettre immédiatement ma pétition par

(1) Je n'entre dans ces détails qu'afin qu'il ne puisse s'élever le plus léger doute sur la véracité des faits que je rapporte ici.

son secrétaire et voulut bien m'exprimer sa satisfaction de la tournure favorable que prenait mon affaire....

Hélas! j'ai vainement attendu pendant six mois la réalisation des promesses de M. Arago.

Sa demande n'a-t-elle pas été accueillie, ou bien ses importantes occupations lui ont-elles fait oublier ce qu'il m'avait promis, je l'ignore, car n'ayant aucun titre particulier à la bienveillance de l'illustre secrétaire perpétuel, j'aurais craint d'être indiscret en l'occupant derechef de cette affaire.

Enfin, bien convaincu que je n'obtiendrais jamais rien de l'Institut, j'ai retiré, il y a environ six mois, mon appareil et mon mémoire, l'un et l'autre vierges de l'examen de MM. de l'Académie des sciences!

Voilà où j'en suis avec les corps savans après huit années de travaux, etc. — Mais la question d'intérêt personnel est beaucoup trop secondaire pour que je m'y arrête même un seul instant. Hâtons-nous plutôt de dire qu'ici le bien naîtra du mal, si la publicité que je donne à ces faits n'est pas un enseignement perdu pour les intérêts de la science.

D'après ce qui précède, il est en effet bien démontré: 1° que l'Académie royale de médecine ne peut délibérer sur un rapport qui lui est présenté par l'un de ses membres, dès l'instant que la *presse* s'est plus ou moins occupée du sujet de ce rapport; en d'autres termes: *que plus une question est éclairée, moins l'Académie peut l'examiner !*

2° Que s'il existe de la mésintelligence entre deux honorables rapporteurs de la section de médecine de l'Académie des sciences, ou (pour employer les termes dont M. *** s'est servi en me parlant) *si leurs chiens ne chassent pas ensemble*, toute communication, quelle que soit son importance, ne sera pas même dépouillée de l'enveloppe qui la contient!

Ne sont-ce pas là des faits (que l'on me permette cette locution familière) qui *jugent* les deux institutions?

Dans cette conviction, et sans avoir nul besoin de faire ici mes réserves sur le mérite individuel de chacun de leurs membres, je dirai donc franchement que les deux Académies me paraissent pécher, l'une, l'Académie des sciences (section de médecine) par l'oubli des devoirs que lui imposent les décrets qui l'ont instituée, l'autre, celle de médecine, par une défectueuse organisation.

Fondée par un prince plus *spirituel* que *savant*, l'Académie royale de médecine n'a pu échapper à l'influence de cette espèce de péché *originel*: aussi est-il vivement à désirer que le chef actuel de l'État daigne un jour arrêter son intelligent et fécond regard sur l'œuvre incomplète d'un royal épicurien.

Certes, je suis bien loin de méconnaître les services éminens que, même en l'état actuel de son organisation, l'Académie royale de médecine a rendus et peut encore rendre à la science; mais combien ces services seraient plus efficaces et plus importans si elle était appelée, par exemple, à faire un dictionnaire de la science médicale!

Au milieu de ce cahos de systèmes qui tous les jours, en médecine, naissent, dominent et disparaissent, lorsque chaque chaire critique la chaire du professeur voisin, ne serait-il pas en effet d'une urgente nécessité, pour l'élève comme pour le praticien, que *l'opinion écrite* de l'élite de la médecine française permît enfin, au premier, d'asseoir son jugement, au second, de trouver pour sa pratique des règles plus certaines de conduite?

L'Académie française fait bien son dictionnaire; pourquoi donc l'Académie royale de médecine ne ferait-elle pas le sien?

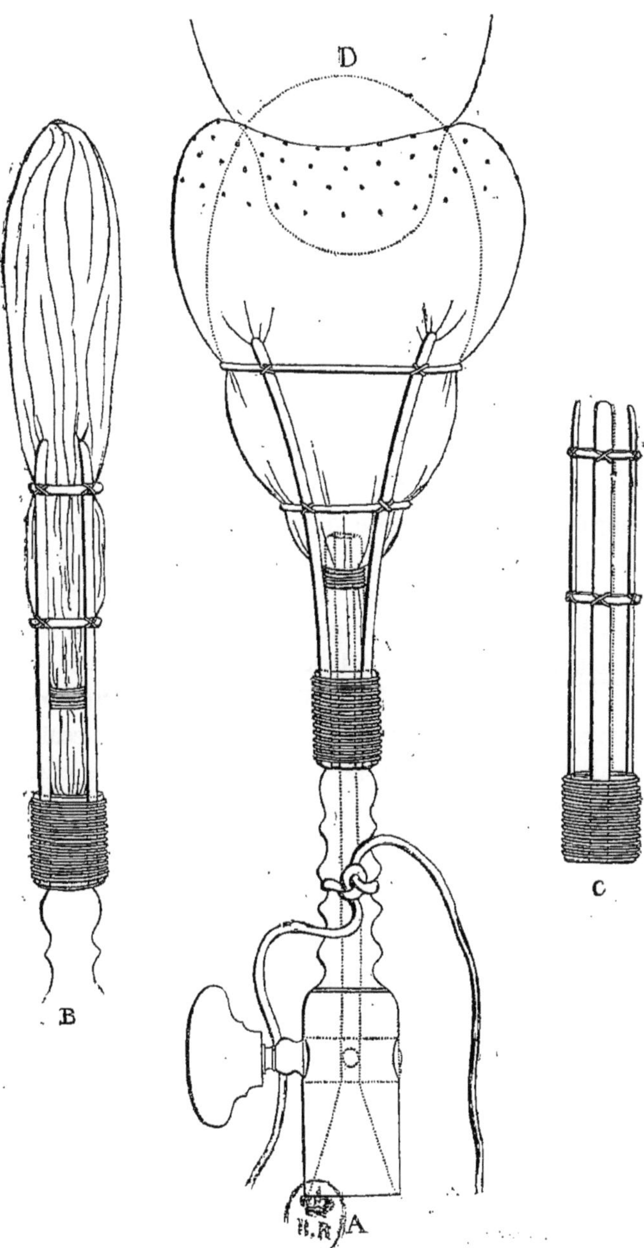



**UTÉROTHERME** du docteur **C.-S. CLIET**
(réduit d'un sixième).

*A.* Utérotherme chargé d'une injection.  
*B.* Utérotherme vide.

*C.* Tiges de baleine.  
*U.* Utérus en contact avec l'appareil.

# UTÉROTHERME.

APPAREIL POUR L'APPLICATION CONTINUE ET LOCALE DES AGENS THÉRAPEUTIQUE SUR LE COL DE LA MATRICE.

Le dessin dont cette notice est accompagnée me dispense de donner ici une minutieuse description de mon appareil, qui est au reste d'une extrême simplicité.

Le corps de l'instrument est une espèce de canule en ivoire (en corne, buis, etc., etc.). L'une de ses extrémités (l'extérieure), reçoit l'injection et est munie d'un petit robinet pour s'opposer à la sortie du fluide injecté.

L'autre extrémité, celle qui doit être introduite dans le vagin, est recouverte d'une vessie (Appendice cœcal).

Enfin, quatre tiges de baleine, réunies entre elles par deux fils de caoutchouc, compriment la vessie au fur et à mesure de sa déplétion.

### Mode d'emploi de l'Utérotherme.

## I

Avant d'appliquer L'UTÉROTHERME, il est essentiel de s'assurer de la hauteur à laquelle est situé l'utérus dans les diverses positions prises par la femme. La longueur de l'instrument doit être, en effet, toujours établie de manière à ce qu'il y ait constamment un intervalle de un à deux centimètres environ entre le col de cet organe et l'extrémité libre des tiges de baleine.

Cette précaution prise, l'on pratique avec une forte aiguille des acupunctures au sommet de la vessie de l'utérotherme. On renverse ensuite l'extrémité de cette dernière sur les tiges de baleine de manière à les coiffer ; puis après avoir mouillé l'instrument, on l'introduit dans le vagin avec les précautions convenables.

L'appareil est maintenu en position au moyen de cordons élastiques, l'un antérieur et l'autre postérieur, que l'on fixe à une ceinture également élastique. La traction la plus forte doit être exercée par le cordon postérieur.

L'utérotherme étant convenablement assujetti, on pousse l'injection avec assez de force pour remplir exactement la vessie, et pour s'opposer à la sortie du fluide injecté, on a le soin, avant de retirer le bec de la seringue, de faire exécuter rapidement un demi-tour de rotation à la clé du robinet établi dans la partie extérieure du corps de l'instrument.

Les injections doivent être renouvelées à peu près de vingt minutes en vingt minutes : ce temps varie, du reste, suivant le plus ou moins de consistance du liquide employé.

## II

Pendant l'application de l'instrument, la femme doit être couchée sur le dos, le bassin étant plus élevé que le thorax. Mais bien que cette position soit la plus favorable à l'action de l'appareil, la malade peut néanmoins l'abandonner souvent et se coucher alternativement sur l'un et l'autre côté, en maintenant toutefois l'élévation du bassin. L'instrument ne cesse pas, en effet, de fonctionner dans le décubitus sur les côtés.

C'est au surplus à cette possibilité pour la femme de changer à volonté de position, et au besoin de se lever, de marcher, d'uriner, etc., etc., qu'il faut attribuer en partie le peu de fatigue qu'elle éprouve pendant les applications prolongées de l'appareil.

## III

Le liquide injecté dans la vessie de l'UTÉROTHERME s'écoule très lentement par les acupunctures et se trouve ainsi mis en *contact continu*, sous forme de *lubréfaction*, avec le col de la matrice.

La durée de l'application de l'appareil peut être prolongée chaque fois pendant plusieurs heures et même pendant toute une nuit, *sans que jamais sa présence détermine chez la femme la moindre sensation douloureuse* (1).

(1) Cette innocuité de contact ne saurait nécessairement exister dans les cas d'inflammation aiguë de la muqueuse vaginale.

Ce fait important, qui constituerait au besoin à lui seul tout le mérite de l'utérotherme, s'explique facilement par l'innocuité absolue des matières qui entrent dans sa composition.

# CONSIDÉRATIONS SOMMAIRES

SUR L'ACTION DE QUELQUES AGENS THÉRAPEUTIQUES APPLIQUÉS D'UNE MANIÈRE CONTINUE ET LOCALE SUR LE COL DE LA MATRICE PAR L'UTÉROTHERME.

(Extraits du Mémoire présenté par l'auteur à l'Institut.)

———

Les agens thérapeutiques les plus divers, *émolliens*, *résolutifs*, *astringens*, *toniques*, *narcotiques*, *antisyphilitiques*, etc., etc., peuvent, au moyen de l'utérotherme, être appliqués d'une manière *continue* et *locale* sur les surfaces malades du col de la matrice et du vagin.

Les *émolliens* (la guimauve, la graine de lin, etc., etc.) ne doivent être employés, ou du moins leur emploi ne doit être continué que dans les cas d'inflammation *franche* de la muqueuse utéro-vaginale. Leur contact *continu* avec cette membrane semble en effet plutôt favoriser que combattre les engorgemens du col de l'utérus.

Les agens thérapeutiques tirés du règne minéral, tels que les sulfates de zinc, d'alumine et de potasse, l'acétate de plomb, l'iode, le deuto-chlorure de mercure, etc., spécialement ce dernier, agissent avec une telle énergie lorsqu'ils sont mis en contact *continu* avec le col de la matrice, qu'on doit avoir le plus grand soin de ne jamais les employer au début d'un traitement par l'utérotherme, qu'à des doses excessivement faibles. (Voir le 4ᵉ nº, janvier 1859, du *Journ. des connaiss. méd. prat.*)

La rapidité avec laquelle les préparations minérales sont absorbées dans leur contact continu avec l'utérus, ne permet aucun doute sur les puissans effets curatifs que les médecins pourront obtenir de cette nouvelle médication dans une multitude de cas pathologiques.

Les toniques, tels que le kina, le ratanhia, etc., etc., soit seuls, soit associés au besoin à la ciguë, à l'opium ou au datura stramonium, etc., m'ont réussi très fréquemment dans le traitement des engorgemens chroniques et à caractère squirrheux du col de la matrice. Sous l'influence de cette même médication, j'ai vu plusieurs fois des granulations du col disparaître assez rapidement pour rendre l'emploi de la cautérisation tout à fait inutile.

. . . . . . . . . . . . . . . . . . . . . . . . . . . . . .

Plus que tout autre moyen, l'application des narcotiques par l'utérotherme calme les douleurs du cancer utérin.

. . . . . . Enfin, je ne crains pas d'affirmer qu'un emploi *judicieux* de mon appareil abrège *de moitié* au moins, dans tous les cas curables, le temps ordinairement employé pour le traitement des affections de la matrice.

---

Le nouveau procédé que je propose aux médecins *praticiens* pour le traitement des affections de la matrice, n'exclut rigoureusement aucun de ceux connus et mis en usage jusqu'à ce jour.

Ce n'est en effet qu'un moyen de plus; moyen, comme je l'ai déjà dit dans le *Journal des connaissances médicales pratiques*, *bon* ou *mauvais*, suivant la main qui l'emploiera. *Bon*, *excellent*, si l'agent thérapeutique mis en *contact continu* avec le col de l'utérus *est celui qui convient* pour combattre l'affection de cet organe; *mauvais*, *archi-mauvais* dans le cas opposé. Et je persisterai dans cette opinion jusqu'à ce qu'il me soit démontré que *l'on ne guérit jamais le* MAL *par le* REMÈDE.

---

En terminant cette notice, je crois devoir répondre d'avance au reproche qui pourrait m'être adressé de n'avoir pas appuyé, *sicut est mos*, l'emploi de mon appareil par des *observations*.

Je ferai d'abord remarquer que j'ai mentionné celles qui ont reçu à l'hospice de la Charité de Paris le cachet de *l'authenticité*. Quant aux observations qui appartiennent à ma pratique *particulière*, si je me suis abstenu de les produire ici, c'est uniquement par la crainte qu'elles ne perdissent une partie de leur valeur sous une plume *intéressée* à les publier.

A ce sujet, et autant pour compléter l'expression de ma pensée que pour provoquer, s'il est possible, la solution d'une question aussi grave que délicate, je dirai:

Dans une multitude d'observations insérées dans les journaux de médecine, dans la plupart des traités des affections de la matrice, l'on trouve maintes et maintes descriptions *d'ulcérations* du col de cet organe : superficielles, profondes, arrondies, irrégulières, d'un rouge vif, à fond blanc ou grisâtre, etc., etc., etc. ; — il y en a de toutes les dimensions, de toutes les formes et de toutes les couleurs. — Eh bien ! — (Ce m'est ici pareil estrif comme si le loup tenoys par les aureilles, sans espoir de secours aulcun.) — J'ai été attaché pendant de nombreuses années au service médical et chirurgical du premier hôpital de France, l'Hôtel-Dieu de Lyon ; j'ai vingt ans de pratique, et jamais je n'ai pu voir *un seul ulcère simple* du col de la matrice (1) !

Après une telle déclaration, j'ai hâte d'ajouter que l'honorable M. Chomel m'adressait, il y a trois mois à peine, cette question :

« Docteur, avez-vous vu quelquefois des ulcères du » col de la matrice ? » . . . . . . . . . . . . . . . .
. . . . . . . . . . . . . . . . . . . . . . . . . . !

Certes, ces *ulcères* doivent être bien RARES ! ! !

_______

(1) Il est bien évident qu'il n'est point ici question ni des ulcères *syphilitiques*, ni des ulcérations du cancer utérin, — bien moins encore de celles parfois produites par les cautérisations.